# DU TRAITEMENT

des

# MALADIES CHRONIQUES

PAR L'USAGE

## des Eaux thermales et minérales de Luxeuil,

par **B. ALIÈS,**

Docteur en médecine, Chevalier de la Légion - d'Honneur,
Médecin consultant aux Eaux de Luxeuil.

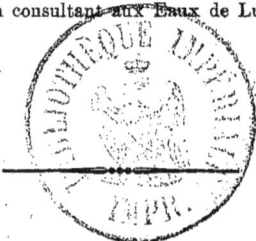

VESOUL,

TYPOGRAPHIE DE A. SUCHAUX.

**1865**

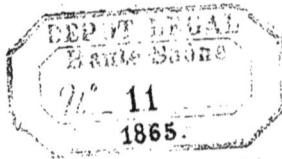

# DU TRAITEMENT

des

# MALADIES CHRONIQUES

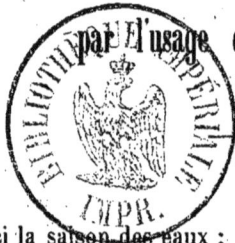

## par l'usage des Eaux minérales.

Voici la saison des eaux ; nous approchons de cette époque de
l'année si impatiemment attendue, où l'on peut appliquer au
traitement des maladies chroniques leur médicament le plus ef-
ficace, leur moyen curatif par excellence.

De tous les agents que l'art de guérir emprunta à la matière
médicale, il n'en est certainement aucun qui puisse lui être com-
paré, soit pour la généralité de ses applications, soit pour l'étendue
de ses résultats. Quel est le médicament dont l'expérience ait
aussi bien prouvé l'efficacité dans les états morbides les plus
variés? Quelle est la substance à l'aide de laquelle on puisse
réaliser des médications aussi diverses et combattre avec succès
les maladies les plus opposées, du moins en apparence, et n'ayant
d'autre caractère commun que la chronicité? Les observateurs
de bonne foi, ceux qui admettent même ce qu'ils ne peuvent pas
expliquer, avoueront que les eaux minérales seules accomplissent
ce miracle thérapeutique.

Tonique comme le quinquina, calmant comme l'opium, altérant
comme le mercure, fondant comme l'iode, reconstituant comme
le fer, ce remède mystérieux suffit à toutes les exigences ; il

1

est diurétique, sudorifique, révulsif, substitutif, contra-stimulant; il semble réunir à lui seul la puissance d'action de tous les autres.

L'altération des éléments constitutifs du sang, le fonctionnement anormal du système nerveux, ce grand régulateur de la nutrition, des sécrétions et des excrétions, l'existence des diathèses scrofuleuse et rhumatismale, donnent lieu à des manifestations morbides et à des troubles dans les appareils organiques qui sont d'une désespérante opiniâtreté si on ne leur oppose que les moyens ordinaires de la thérapeutique, et que l'usage des eaux minérales modifie le plus souvent de la manière la plus avantageuse.

Il en est de même de la sciatique, de la chorée, de l'ankilose incomplète, de l'atrophie, des suites d'entorses ou d'anciennes blessures, de la paralysie idiopathique, etc. Une seule saison d'eau guérit souvent ces affections, toujours les soulage.

Depuis plus de trente ans que j'habite Luxeuil, j'ai dirigé des milliers de malades dans le traitement de leurs maladies chroniques par les eaux minérales du bel établissement que possède cette ville; et, je l'affirme avec toute la sincérité de l'homme consciencieux, les insuccès complets ont été la très-rare exception.

Ce qu'il y a de bien remarquable, c'est que les mêmes succès sont obtenus, quoique à des degrés divers, par l'usage d'eaux minérales d'une constitution chimique différente.

Qu'on lise les ouvrages d'hydrologie, et on y trouvera la preuve irrécusable de cette assertion : eaux sulfureuses, alcalines, ferrugineuses, chlorurées, froides, thermales, semi-thermales, toutes sont conseillées, toutes réussissent dans les mêmes maladies ; généralement les effets sont les mêmes : ils ne varient que du plus au moins.

Faut-il voir dans ce fait l'illusion qui se trompe, ou l'intérêt personnel qui cherche à tromper? Ni l'un ni l'autre : l'illusion n'est pas possible, le médecin ne pouvant considérer comme guéri un étranger qui part des eaux plus malade qu'il n'y était venu. Quant à l'intérêt personnel, il serait trop mal entendu pour être admissible, et, sauf dans quelques natures exceptionnellement déloyales, il sera toujours primé par l'intérêt scientifique.

La véritable explication la voici : c'est que les mêmes maladies sont bien réellement guéries ou notablement améliorées par des eaux chimiquement différentes. On se guérit de certaines lésions de l'appareil respiratoire au Mont-d'Or comme aux Eaux-Bonnes ; de la leucorrhée, à Neris comme à Crausac et à Cauterets ; de la dyspepsie, à Luxeuil comme à Vichy ; de la paralysie, à Bourbonne et à Balaruc comme à Niederbronn.

Il y a pour ainsi dire un fonds commun d'efficacité généralement départi à toutes les eaux minérales ; toutes y participent plus ou moins, ce qui n'empêche pas qu'à côté de cette propriété curative commune à toutes, il ne puisse y avoir, pour chacune d'elles, une spécialité d'action, ou tout au moins une action prépondérante dans certaines affections déterminées.

Quand on réfléchit à cette universalité d'action des eaux minérales ; à cette influence médicatrice qui s'étend à presque toutes les maladies chroniques (plus loin j'énumérerai les exceptions) et qui suffit aux indications si diverses qu'elles présentent ; quand on réfléchit en même temps à la profusion avec laquelle elles se trouvent disséminées sur la surface du globe, on est tenté de les considérer comme un remède providentiel.

L'opinion qui les considérait comme un de ces agents universels que la main de Dieu a créés pour les besoins de l'humanité me semblerait avoir une meilleure base que celle qui ne verrait en elles qu'un accident fortuit des forces naturelles, et le produit d'un hasard géologique.

Quoi qu'il en soit, le fait en lui-même, le fait de la puissance thérapeutique des eaux minérales reste incontestable ; je pourrais presque dire incontesté ; car l'affluence des malades qui vont de-

mander aux établissements thermaux leur santé perdue va crois-
sant d'année en année.

Pourtant il est nécessaire de répondre, en la prévenant, à une
objection soulevée par quelques médecins, et qui trouve un certain écho parmi les gens du monde.

Le traitement thermal, a-t-on dit, est complexe ; il ne se compose pas seulement de l'eau minérale, mais encore des circonstances accessoires, qui toutes concourent au même but, et ont à
revendiquer leur part dans les résultats obtenus.

Cette observation est juste et pleine de vérité ; mais elle ne
constitue pas une objection à la médication thermale, car elle
pourrait être faite à l'encontre des médications les plus spéciales,
même des médications spécifiques. L'action des agents les plus
énergiques, la saignée, le quinquina, l'opium, le fer, les mercu-
riaux, les antimoniaux, n'est-elle pas très-heureusement secondée,
dans le traitement des maladies aiguës, par celle des moyens
hygiéniques mis en œuvre simultanément ? Et ce concours enlève-
t-il à ces médicaments leur caractère et leur qualification de médicaments héroïques ? Non assurément.

Il en est de même dans le traitement des maladies chroniques
par les eaux minérales. Ces eaux, dans leurs divers modes d'administration, représentent l'agent principal, le médicament ; les
distractions nées du voyage et du séjour aux eaux, le grand
air, le changement d'habitudes, le repos, la cessation des affaires, l'éloignement des causes d'ennuis, le calme d'une vie
douce et tranquille, sans autre préoccupation que celle de re-
couvrer la santé, représentent les agents hygiéniques auxiliaires.
Ce sont des auxiliaires précieux, sans contredit, mais rien que
des auxiliaires ; leur coopération à l'œuvre du traitement n'est
pas une objection à l'efficacité des eaux ; elle n'en serait une que
si on leur attribuait une action prépondérante en leur assignant
le premier rôle dans la médication, et en n'attachant à celui de
l'eau minérale qu'une importance secondaire.

S'il en était ainsi, le médecin pourrait, sans être par trop illogique, tenir à son client partant pour les eaux à peu près ce langage : « Vous avez la gravelle, vous êtes affecté de laryngite chronique; vous êtes dyspeptique, rhumatisé; eh bien, allez à Contrexeville, à Cauterets, à Vichy, à Luxeuil; vous aurez là un air pur, vous y trouverez bonne société, des distractions, d'excellentes conditions hygiéniques. Quant à boire de l'eau minérale au humage, aux inhalations, aux bains, aux douches et autres pratiques balnéothérapiques, je n'y tiens pas rigoureusement; c'est utile, mais pas indispensable ; pour peu que cela vous contrarie, vous pourrez vous en abstenir sans trop d'inconvénients : vous guérirez tout de même, car vous aurez fait l'essentiel, vous n'aurez négligé que l'accessoire. » Cette singulière consultation, contre laquelle ne manquerait pas de protester le bon sens du malade, ne serait que la conséquence de cette prétention qui ferait une trop grande place aux agents hygiéniques au détriment de la vertu intrinsèque inhérente aux eaux minérales.

Il est bien certain que parmi les personnes qui vont au loin chercher les bienfaits de la médication thermale, quelques-unes, beaucoup peut-être, y retrouvent leur santé perdue, grâce à l'hygiène autant que par l'action des eaux minérales.

Les veilles prolongées, le souci des affaires, les ennuis domestiques, les jouissances immodérées, l'obsession des habitudes et des convenances sociales, créent pour un certain nombre la nécessité de sortir d'un milieu où tout est émotion, où tous les actes de la vie physique et morale s'accomplissent dans un état d'agitation fiévreuse permanente. La surexcitation du système nerveux et l'atonie qui lui succède, l'inappétence, les mauvaises digestions, la perte du sommeil, l'amaigrissement, la langueur et l'irrégularité de toutes les fonctions n'ont souvent d'autres causes que l'infraction prolongée des préceptes de l'hygiène. Nul doute que le retour à l'observation de ces lois ne soit ici le meilleur remède; le calme de l'âme et le repos du corps, une vie réglée, régulière et paisible , l'usage raisonnable substitué en toutes choses à l'abus, voilà des moyens souverainement efficaces, et auxquels, lorsqu'ils concourent avec l'administration des eaux, on peut à bon droit attribuer une grande part dans le rétablissement de la santé.

Mais il ne faut pas perdre de vue que les bains par eux-mêmes, et abstraction faite des principes minéralisateurs de l'eau qui les compose, tiennent une place très-importante dans toute médication hygiénique ; et que d'ailleurs tous ces dérangements de santé dont je viens de parler, et que l'hygiène toute seule suffit à guérir, ne constituent point des maladies chroniques : il serait fort difficile de leur assigner une place dans les cadres nosologiques, et ils ne peuvent être considérés que comme des imminences morbides. C'est seulement lorsque, par la continuité d'action des causes physiques ou morales, des désordres matériels se sont produits, attribuables à telle lésion spéciale d'organes ou d'appareils d'organes, qu'il y a maladie chronique réalisée ; mais alors aussi commence le rôle prépondérant des eaux minérales, l'hygiène seule ne suffisant plus à la guérison.

J'affirme la supériorité des eaux minérales considérées comme agent thérapeutique, dans le traitement des maladies chroniques, sur tous les autres agents de la matière médicale ; il me semblerait superflu de développer plus longuement les considérations qui prouvent cette affirmation : la preuve n'est plus à faire ; elle résulte jusqu'à l'évidence des travaux si nombreux et si pleins de faits sur cette matière, de la constitution des sociétés d'hydrologie, dont les savants et les praticiens les plus éminents ont tenu à honneur de faire partie, et surtout de ces observations aussi nombreuses que les étoiles du ciel fournies par des malades qu'une seule saison a guéris, ou notablement soulagés, après que les médications ordinaires les plus rationnelles avaient été impuissantes. Pour être merveilleux, ces résultats n'en sont pas moins réels ; ils me paraissent l'être à ce point que je n'hésite pas à proclamer qu'il n'y a presque pas de maladies chroniques qu'on doive regarder comme incurables, tant qu'on n'a pas essayé sur elles l'action des eaux minérales; et je suis bien convaincu que mon assertion ne semblera paradoxale qu'à ceux que des études sérieuses ou une longue expérience n'auraient point familiarisés avec cette médication. Il y a sans doute quelques exceptions que je signalerai; elles sont peu nombreuses, et c'est le cas de dire que l'exception confirme la règle.

Mais toutes les eaux minérales agissent-elles avec la même efficacité dans le traitement de toutes les maladies chroniques? Ici la question sort des généralités pour entrer dans la spécialité des applications pratiques.

Quoiqu'il soit vrai de dire qu'en général toutes les eaux minérales sont utiles dans toutes les maladies chroniques, sauf les exceptions, il ne l'est pas moins de reconnaître que telles eaux sont plus efficaces que telles autres, dans tels cas déterminés; il est même certaines maladies ou certains états morbides qui seraient aggravés par l'usage de telles eaux, tandis qu'ils sont très-heureusement modifiés par l'usage de telles autres.

Il est donc de toute importance d'avoir des renseignements exacts sur l'efficacité spéciale des eaux minérales des principaux établissements. Ces renseignements n'ont pas tous la même valeur: ceux que fournit la connaissance des qualités chimiques et physiques de ces eaux, leur rapprochement analogique avec d'autres sources, les circonstances accessoires de localité, d'installation, etc., constituent des données très-probables sur leur degré d'efficacité dans telles maladies; mais les notions empiriques en donnent seules de certaines: ce sera donc toujours à elles qu'il faudra demander le dernier mot quand il s'agira du choix d'une station minérale.

Ce serait une chose éminemment utile si les médecins que les circonstances auraient mis à même de recueillir sur certaines eaux ces notions expérimentales que la théorie ne peut donner, les livraient à la publicité, non pas à titre de réclame pour eux-mêmes ou pour les établissements auxquels ils s'intéressent, mais purement et simplement dans un but d'utilité thérapeutique : ce serait le moyen d'en finir avec les opinions préconçues, et de contenir dans de justes limites les dédains des uns et les exagé-rations des autres.

Mû par ce motif, et sans autre visée que celle de fournir de nouveaux éléments pour arriver à un emploi profitable de ce médicament qu'on appelle les eaux minérales, je vais faire l'exposé sommaire des maladies ou affections que j'ai vues con-stamment traitées avec avantage par les eaux thermales et miné-rales de Luxeuil, et aussi de celles peu nombreuses où l'usage de ces eaux a été trouvé inefficace ou dangereux.

Longtemps négligées, quoique connues avant la conquête des Gaules par Jules César, les eaux de Luxeuil ont pris dans ces der-nières années une importance en rapport avec leur puissance curative et avec la beauté de l'établissement où elles sont admi-nistrées ; la vogue leur est venue, et Luxeuil compte aujourd'hui parmi les stations de premier ordre.

Cette attention, cette faveur publique dont elles sont devenues l'objet expliquent la raison d'être du modeste travail que j'ai entrepris, et lui donnent, à défaut d'autre mérite, celui de l'uti-lité et de l'à-propos : au milieu du conflit d'opinions, de juge-ments, d'assertions contradictoires, et, ce me semble, un peu prématurées qui se produisent çà et là, il ne peut être sans intérêt d'entendre aussi les dires de l'expérience, non celle d'un seul observateur, qui serait insuffisante quand même il aurait atteint à une longévité patriarcale, mais encore celle de nos de-vanciers qui ont vu ce que nous voyons, qui l'ont vu à d'autres époques, sous le règne d'autres théories, avec des interprétations que la science moderne n'admet pas, et dont l'autorité sanctionne les faits nouveaux et est sanctionnée par eux.

Lorsqu'un établissement est peu fréquenté, il est bon de savoir quelles ressources il pourrait offrir aux malades ; mais lorsque la foule s'y porte, oh ! alors il est indispensable d'indiquer d'une manière non équivoque quels résultats utiles ou nuisibles peuvent être obtenus de l'usage de ses eaux.

Dans l'exposé succinct que je vais tracer, je crois devoir donner aux contrindications la priorité sur les indications : *Si non juves, saltem non nocras.* C'est pour le médecin la plus impérieuse des obligations. Ce que je vais dire, aucun médecin instruit ne l'ignore, et cependant j'ai vu si souvent venir à Luxeuil des malades dont l'usage de ces eaux devait inévitablement aggraver la situation, que je considère comme un devoir de premier ordre envers la science et envers l'humanité de signaler les cas où leur application serait erronée : l'erreur est ici trop dangereuse. Trouver la mort là où on était venu chercher la santé ! Il faut un phare sur un tel écueil.

Il doit être bien entendu que je n'ai en vue que les eaux de Luxeuil dans l'énumération que je vais faire des maladies que leur usage aggrave infailliblement ; peut-être même parmi les maladies en est-il quelques-unes pour lesquelles la contrindication n'existerait pas, au moins d'une manière aussi absolue, à l'égard d'autres eaux : *Scribo Romæ, et in aere romano* (Bagli).

## CONTRINDICATIONS ABSOLUES.

Toutes les affections qui sont sous la dépendance des diathèses séreuse ou cancéreuse, la phthisie pulmonaire à sa deuxième période, les lésions organiques graves du cœur ou des gros vaisseaux, sont constamment aggravées par la médication thermale, quel que soit le mode d'administration des eaux.

Ainsi l'œdème, l'anasarque, l'hydrothorax, l'hydropéricarde, qu'ils soient essentiels ou symptomatiques, qu'ils tiennent à la maladie de Bright, à un obstacle à la circulation du sang veineux, à une imperfection de l'hématose, à la lésion d'un organe impor tant, le cœur, le poumon, le foie, etc., ne sont pas susceptibles d'être traités avantageusement par les eaux minérales; il n'y a que danger et pas de succès à attendre de leur usage. Telle est la règle générale : elle se déduit de l'expérience de nos devanciers, et j'ajoute que je l'ai vue pleinement confirmée par mes propres observations. Cependant elle comporte quelques exceptions : ainsi l'hydropisie enkistée n'est ni guérie ni aggravée par les eaux de Luxeuil ; l'œdème des extrémités inférieures, auquel donne lieu l'état variqueux des jambes ou des cuisses ; celui qu'on observe dans la convalescence des maladies longues ; ou encore celui qui serait la conséquence d'une fracture réduite et consolidée, loin d'être une contrindication, constituent au contraire une indication très-positive, et trouvent dans l'usage des eaux le meilleur des moyens à leur opposer. A la vérité ces états morbides ne sont nullement sous la dépendance de la diathèse séreuse.

Il n'en est pas de même des affections cancéreuses. Ici la règle est sans exception. Qu'il soit interne ou externe, indolent ou douloureux, le cancer est la contrindication la plus formelle, la plus absolue, à l'usage des eaux de Luxeuil. Quel que soit l'organe affecté, qu'il soit au premier ou au deuxième degré, accidentel ou héréditaire, la contrindication est la même. S'il est stationnaire, les eaux lui impriment une marche progressive ; s'il est ulcéré, elles précipitent la cachexie, qui devient rapidement mortelle. Après l'ablation et la cicatrisation, elles en provoquent la prompte réapparition. Tels sont les déplorables résultats que j'ai toujours vu succéder à l'usage des eaux. Leur action funeste sur la disposition intérieure des solides ou des liquides d'où naissent les maladies cancéreuses est pour moi si évidente, que je ne les conseillerais jamais à un malade chez lequel, par des considérations d'hérédité, je pourrais soupçonner l'existence de la diathèse cancéreuse ; à plus forte raison proscrirais-je leur usage après l'ablation, car alors la diathèse n'est pas seulement soupçonnée, elle est certaine.

Les lésions organiques du cœur ou des gros vaisseaux sont encore une contrindication, même longtemps avant d'être arrivées à cette période ultime où elles déterminent la cachexie séreuse. A la vérité elles procurent quelquefois un certain degré d'apaisement, employées en pédiluves, à ces paroxismes spasmodiques de dyspnée et d'oppression suffocante qui s'ajoutent, par intervalles, aux symptômes persistants de la maladie. Cet apaisement, qui d'ailleurs n'est que momentané, ne peut pas être considéré comme un effet attribuable à la médication thermale : un bain de pieds dans la première eau venue le produirait également; mais toutes les fois qu'on met en œuvre un mode important de cette médication, boisson, bains, étuves, etc., on peut prédire une aggravation certaine et prochaine.

*Phthisie pulmonaire.* Dans le traité sur les eaux de Luxeuil que j'ai publié en 1850, je considérais l'usage des eaux comme absolument contrindiqué dans cette maladie (1).

Aujourd'hui je dois être moins absolu; mes opinions se sont un peu modifiées et sont moins exclusives. Quelques faits heureux observés depuis cette époque me portent à penser que la phthisie diathésique seule exclut rigoureusement la médication par les eaux, mais que la phthisie accidentelle peut être avantageusement combattue par leur usage *à sa première période*.

J'entends par phthisie accidentelle celle qui s'est développée sous l'influence évidente de certaines causes prédisposantes, et en dehors des conditions d'hérédité; et diathésique celle qui s'est développée sous l'influence de l'hérédité, en dehors et sans le concours apparent des causes prédisposantes.

Cette distinction n'est pas toujours facile, et peut être trompeuse; car l'hérédité peut exister là où on ne peut ni ne doit la soupçonner. Elle n'en est pas moins capitale au point de vue de

(1) Études sur les eaux minérales en général, et sur celles de Luxeuil en particulier, considérées comme agent thérapeutique dans le traitement des maladies chroniques, p. 88.

la thérapeutique thermale, et peut-être aussi de la thérapeutique
ordinaire. N'est-ce pas ainsi qu'on pourrait expliquer que M. Beau
ait trouvé des cicatrices de cavernes tuberculeuses chez cent cin-
quante-sept femmes de la Salpétrière sur cent soixante, et M. Na-
talis Guillot, sur les quatre cinquièmes des vieillards de Bicêtre?
Des cas aussi nombreux de guérison, constatés par des observateurs si exacts et si compétents, appellent une distinction : il y a
dans la phthisie qui guérit quelque chose de plus ou de moins que
dans celle qui ne guérit pas.

Quoi qu'il en soit, sans revendiquer pour les eaux de Luxeuil
une spécialité que je ne crois pas leur appartenir, sans chercher
à y attirer les tuberculeux en faisant naître dans leur esprit l'es-
poir d'une guérison qui aurait plus de chances de se réaliser
ailleurs, je ne craindrais pas, s'ils se trouvaient accidentellement
à Luxeuil, et que leur maladie ne fût qu'à sa première période, de
leur laisser prendre quelques bains ou boire quelques verres
d'eau, en surveillant attentivement les effets de cette médication.

La dyssenterie grave passée à l'état chronique n'est pas susceptible d'être traitée avantageusement par les eaux minérales de
Luxeuil. J'ai eu occasion de voir quelques cas de cette maladie
sur des militaires qui l'avaient contractée en Algérie, et jamais leur
usage n'a procuré des résultats satisfaisants. Il me paraît d'autant
plus utile de signaler ces faits qu'une autre maladie, la diarrhée,
qu'on pourrait confondre avec la dyssenterie, est victorieusement
combattue par elles. Mes propres observations concordent parfaitement avec celles de nos devanciers : T. Gastel avait remarqué
« que ces eaux étaient très-périlleuses lorsque les intestins étaient
ulcérés ; » Fabert avait dit aussi : « Comme il y a des cours de
ventre que les eaux minérales guérissent, il y en a aussi qu'elles
peuvent augmenter. » En écrivant cette phrase Fabert était dans
le vrai ; et lorsque dans un autre passage (page 148) il dit que
« les eaux savonneuses peuvent leur procurer une parfaite guérison en nettoyant les ulcères et en entraînant le pus avec les

excréments, si ces ulcères se trouvent dans les intestins, s'il exprime des vues théoriques plutôt qu'il ne consigne le résultat d'observations pratiques.

Telles sont les données qui résultent de très-nombreuses observations sur l'inefficacité ou le danger des eaux minérales de Luxeuil dans leur application au traitement des maladies que je viens d'énumérer. Je les ai déduites des faits observés avec soin et sincérité, sans idées théoriques préconçues, également désireux de ne pas me tromper moi-même et de ne pas tromper les autres; et ces faits il m'a été donné de les constater un assez grand nombre de fois pour que les inductions qui en découlent puissent être considérées comme l'expression générale de la vérité.

Il est encore quelques autres maladies chroniques qui se sont montrées réfractaires à l'action des eaux de Luxeuil. Je crois devoir les mentionner; mais le petit nombre de cas que j'ai eu occasion d'en observer ne me permet pas d'avoir ni par conséquent d'émettre une opinion bien arrêtée.

J'ai eu deux fois l'occasion d'essayer le traitement thermal dans l'éléphantiasis des Arabes. Dans le premier cas, la maladie affectait la mamelle gauche, et s'était développée, aussitôt après son retour en France, sur une dame qui avait habité longtemps les contrées chaudes de l'Amérique méridionale. Sous l'influence de la médication thermale, la maladie marcha rapidement; la mamelle droite fut bientôt envahie, puis le tissu cellulaire sous-cutané de toute la région thoracique, et la malade succomba asphyxiée sous cette espèce de cuirasse éléphantiasique, dont l'étreinte continue rendait impossible toute dilatation des parois de la poitrine. Dans le deuxième cas, l'affection occupait toute une extrémité inférieure jusqu'à l'articulation tibio-fémorale; elle s'était développée, sans cause appréciable, sur un villageois des environs de Luxeuil : une saison d'eaux ne lui fit ni bien ni mal.

La lèpre tuberculeuse (éléphantiasis des Grecs) est une maladie encore plus rare dans nos contrées que l'éléphantiasis des Arabes.

Dans le seul cas que j'ai eu occasion d'en voir, la médication minérale aggrava évidemment la maladie, dont l'emploi des préparations arsénicales semblait avoir enrayé les progrès : l'affection occupait la face.

Ce sont là des faits isolés. Ils sont suffisants pour frapper de suspicion la médication par les eaux dans ces maladies ; ils ne le sont pas pour faire prononcer une prohibition absolue : ce serait conclure du particulier au général; et ici on y serait d'autant moins autorisé que les eaux sulfureuses ont été conseillées par quelques auteurs dans l'éléphantiasis des Arabes.

L'asthme est encore au nombre de ces maladies chroniques que je ne mentionne qu'avec réserve, n'ayant pas un nombre de faits suffisant pour me former une conviction sur sa curabilité ou son incurabilité sous l'influence du traitement thermal, sauf dans les circonstances d'hérédité où son incurabilité ne me paraît pas douteuse, tout en déclarant que je puise les motifs de mon opinion à une autre source que celle des faits pratiques.

L'asthme essentiel, indépendant de toute lésion organique, caractérisé par la contraction spasmodique des ramifications des bronches, se reproduisant par accès à des intervalles variables, et laissant jouir le malade qui en est affecté d'une santé parfaite pendant ces intervalles, est une maladie peu fréquente. Dans les rares occasions où j'ai pu l'observer, l'usage des eaux n'a pas été favorable, et le retour des accès m'a semblé en être accéléré. Et pourtant je n'oserais affirmer qu'il doive être résolûment proscrit : il faudrait avoir vu un grand nombre de malades, avoir essayé de tous les modes d'administration des eaux, et avoir toujours ou presque toujours échoué, pour qu'une telle proscription fût justifiée.

Les données de l'empirisme me paraissent bien plus certaines comme règle de pratique que les données analogiques; et pourtant on ne peut se dispenser de tenir compte de ces dernières,

au moins dans une certaine mesure, et conséquemment il y a
lieu de ne se prononcer qu'avec circonspection sur l'inopportu-
nité de l'application des eaux minérales de Luxeuil au traitement
d'une maladie qui appartient à cette classe des névroses si féconde
en beaux résultats obtenus sous leur influence.

Quant à cet état de dyspnée et d'oppression qui est permanent
quoique susceptible d'exacerbations paroxistiques, et que les gens
du monde confondent avec l'asthme à cause de sa grande ressem-
blance avec lui, il est ordinairement occasionné par un catarrhe
pulmonaire chronique, par l'emphysème des poumons, par un
anévrisme de la crosse de l'aorte, ou par une maladie du cœur.
Il rentre, sous le rapport de la médication par les eaux, dans les
conditions des maladies dont il n'est qu'une des expressions
symptomatiques.

J'en ai fini avec les contrindications. Je vais aborder une partie
de mon sujet bien plus encourageante, celle des indications, en
exposant la série des maladies qui sont à peu près constamment
guéries, ou tout au moins soulagées par l'usage des eaux de
Luxeuil.

L'application des eaux minérales à l'économie animale, dans
un but curatif, a lieu de diverses manières, et de cette diversité
dans l'application peut en résulter une dans les effets. La boisson,
le bain, l'étuve, la douche, l'inhalation et autres pratiques de
l'hydrothérapie minérale, sont des modes d'administration qui ont
chacun leur efficacité particulière.

Soit qu'on les considère comme des moyens d'action directs
de l'eau minérale sur les surfaces malades, ou simplement
comme des moyens pour son introduction dans l'économie, il
n'est pas douteux qu'il n'y ait une préférence à accorder aux
uns ou aux autres, selon la maladie ou l'affection que l'on a à
combattre.

Il y a aussi un choix à faire dans les diverses sources de l'établissement, non-seulement entre celles qui sont physiquement et

chimiquement différentes, mais même parmi celles qui sont d'une composition identique ou très-analogue.

La balnéation en piscine ou en baignoire isolée, la température du bain et de la douche, le degré de pression et les formes variées de cette dernière, leur durée, les précautions préliminaires ou subséquentes à leur administration, l'usage en boisson de l'eau minérale seul ou combiné avec d'autres moyens balnéaires, sa dose, le mélange de l'eau de diverses sources, sont autant de circonstances sur lesquelles on passe un peu légèrement, et qui doivent cependant être prises en sérieuse considération, car il peut y avoir dans chacune d'elles une cause d'échec ou de succès.

Il n'est pas jusqu'au choix de la salle et du cabinet dans lesquels sont administrés les bains qui n'ait son importance dans l'œuvre du traitement : tel cabinet est sombre, mal éclairé; il dispose aux idées tristes et mélancoliques; dans telle salle il y a une buée intense, une température élevée, conditions favorables dans certaines maladies, désavantageuses dans d'autres.

Tous ces détails de l'administration des eaux paraîtront peut-être un peu minutieux; ils méritent cependant la plus grande attention. L'expérience prouve qu'ils jouent un rôle important dans la médication, parce qu'ils correspondent aux exigences de certaines particularités des états morbides auxquelles, en bonne thérapeutique, il est essentiel de donner satisfaction; ne pas s'en préoccuper et les laisser se régler au hasard, ce serait s'en remettre aussi au hasard du soin de la guérison.

J'arrive à l'énumération des maladies qui sont traitées avec succès par l'usage des eaux de Luxeuil. Je ne citerai point des faits particuliers; je n'exposerai pas le mode d'administration qui réussit le mieux dans chacune d'elles, ou ce ne sera qu'accidentellement, mon intention n'étant nullement de faire une *ratio medendi* de l'établissement thermal de Luxeuil.

Mon œuvre a quelque analogie avec celle du libraire qui offre son catalogue au public; œuvre modeste et sans gloire assurément, mais non sans utilité. J'ai même la prétention de faire plus, sinon mieux ; car je donne la liste, non-seulement des maladies qui sont guéries ou améliorées par l'usage des eaux de Luxeuil, mais encore de celles qui ne le sont pas ; tandis que jamais libraire ne compléta son catalogue par l'indication des ouvrages qui ne se trouvent pas dans sa librairie.

On peut diviser les maladies chroniques, au point de vue de leur curabilité par les eaux de Luxeuil, en trois catégories :

1re catégorie. Guérison complète.

2e catégorie. Amélioration considérable et d'une certaine durée.

3e catégorie. Point d'amélioration ; ou bien amélioration de peu d'importance et de peu de durée.

On remarquera en jetant un coup d'œil sur les tableaux ci-après que plusieurs maladies que j'ai placées dans la première catégorie figurent aussi dans la deuxième, et même quelques-unes dans la troisième : c'est que le problème de la guérison est tellement complexe, que la solution ne saurait être d'une exactitude mathématique. Certaines conditions appréciables, telles que l'hérédité, la diathèse, l'âge du malade, l'ancienneté de la maladie, l'état général de la santé, peuvent faire varier considérablement les résultats du traitement. Je dirai plus, il est des dispositions de l'économie qui nous sont parfaitement inconnues, une manière d'être du principe même de la vie, qui se prêtent mieux chez les uns, moins bien chez les autres, aux modifications par lesquelles doit s'effectuer le retour à l'ordre de la santé, et qui favorisent plus ou moins l'action des eaux minérales destinées à solliciter ces modifications. Il doit en résulter, et il en résulte en effet que telle maladie qui guérit ordinairement par cette action, dans les circonstances favorables, et figure à bon droit dans la première catégorie, se trouvera, par des causes connues ou inconnues, ne guérir qu'incomplétement, et sera rejetée dans la deuxième.

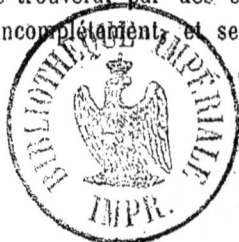

3

En établissant ces catégories, j'ai dû avoir en vue la règle, non l'exception.

Je n'ai pas besoin de faire observer qu'on ne peut assigner des limites invariables à la durée de temps nécessaire pour obtenir de l'usage des eaux les effets qu'on peut rationnellement en espérer. Une seule saison suffit quelquefois; il peut arriver qu'il en faille plusieurs : la question de temps devient secondaire, pourvu que le résultat final soit assuré.

Et ici je dois dire aussi que l'amélioration ou la guérison ne se produit pas toujours pendant l'usage des eaux ou immédiatement après. Il arrive assez souvent que leurs heureux effets ne se manifestent ou ne reçoivent leur complément que tardivement, par exemple un mois ou deux après le retour du malade dans ses foyers. Les faits de ce genre trop nombreux pour être niés ne sont pas théoriquement inexplicables; ils le seraient qu'ils n'en devraient pas moins être acceptés. Il faut les rapporter aux heureuses modifications qui se sont produites dans le dynamisme vital, sous l'influence de la médication thermale, et dont ils sont la conséquence.

## NÉVROSES.

On appelle névrose toute maladie ayant pour unique caractère des troubles variés du sentiment, du mouvement, du fonctionnement des organes ou de l'intelligence, sans état fébrile ni lésion matérielle appréciable.

Dans cette classe de maladies, les eaux minérales de Luxeuil rendent de très-grands services, mais non pas au même degré dans toutes les espèces; il en est même quelques-unes qui sont entièrement réfractaires à leur action. Un peu d'apaisement dans leurs manifestations, un peu de retard dans le retour des crises, un peu d'amélioration dans l'état général de la santé : c'est à peu près tout ce qu'on en peut espérer.

*Tableau des névroses de la 1re catégorie.*

Névralgie fémoro-poplitée (sciatique).

Paralysie du nerf de la septième paire (paralysie de la moitié de la face).

Chorée. (Danse de Saint-Guy ou Saint-With.)

Contracture des extrémités.

Paralysies partielles idiopathiques.

Aphonie nerveuse.

Toux nerveuse.

Hoquet spasmodique.

Névralgie trifaciale (tic douloureux).

Névralgie intercostale.

Névralgie lombo-abdominale.

Gastralgie.

Dyspepsie.

Pica (dépravation du goût).

Vomissement nerveux.

Névralgie vésico-anale.

Angine de poitrine à son début, c'est-à-dire sans lésion du cœur ni ossification des artères.

Incontinence nocturne des urines.

Stérilité.

Hystérie.

*Tableau des névroses de la 2e catégorie.*

Hémicrânie (migraine).

Névralgie lombo-abdominale.

Névralgie intercostale.

Névralgie trifaciale (tic douloureux).

Epilepsie.

Gastralgie.

Dyspepsie.

Hypocondrie.

Pica (dépravation du goût).

Névralgie vésico-anale.

Asthme.

Angine de poitrine à son début, c'est-à-dire sans lésion du cœur ni ossification des artères.

Palpitations du cœur.

Hystérie.

*Tableau des névroses de la 3e catégorie.*

Surdité.

Aliénation mentale.

Hypocondrie.

Tremblement sénile.

Epilepsie.

Asthme.

Hystérie.

Stérilité.

### PHLEGMASIES CHRONIQUES.

*1re catégorie.*

Ophthalmie idiopathique.

Amygdalite

Bronchite.

Gastrite sans réaction fébrile.

Entérite sans ulcération de l'intestin.

Hépatite.

Métrite.

Orchite non virulente.

Orchite de nature virulente.

Urétrite de nature non virulente.

Urétrite de nature virulente, après la cessation du caractère contagieux.

Myélite accidentelle, traumatique, de cause externe.

*2ᵉ catégorie.*

Ophthalmie scrofuleuse.
Cystite.
Vaginite.

*3ᵉ catégorie.*

Myélite lombaire diathésique.

A côté des phlegmasies se placent ces affections génériquement désignées sous le nom de maladies de la peau. On n'a que de rares occasions d'appliquer à leur traitement les eaux minérales de Luxeuil; c'est vers d'autres établissements que se dirigent les malades qui en sont atteints.

Cependant on ne doit pas perdre de vue que quelques-uns des auteurs qui, dans le siècle dernier, ont écrit sur les maladies qu'on peut guérir par l'usage de ces eaux, ont mentionné les maladies de la peau.

D'après un petit nombre de faits que j'ai pu recueillir, je suis porté à classer l'eczéma, l'acné, l'ecthyma, le lichen et le prurigo dans la deuxième catégorie; toutes les autres dans la troisième.

## AFFECTIONS RHUMATISMALES ET GOUTTEUSES.

*1ʳᵒ série.*

Rhumatisme articulaire.
Rhumatisme musculaire.
Rhumatisme des lombes (lumbago).
Rhumatisme des muscles du cou (torticolis).
Rhumatisme des muscles de la poitrine.
Rhumatisme des muscles de la tête.

Rhumatisme des muscles des membres.

Rhumatisme viscéral.

### 2e série,

Engorgement goutteux des articulations.

### 3e série.

Nœuds et tumeurs tophacées goutteuses.

Tumeurs blanches rhumatismales invétérées.

La douleur et l'engorgement d'une ou de plusieurs articulations, avec fièvre préexistante ou concomitante, sont les symptômes caractéristiques du rhumatisme articulaire aigu ; il est chronique s'il y a absence de réaction fébrile.

Le rhumatisme articulaire chronique est donc constitué par un état douloureux ou une tuméfaction des articulations, sans fièvre actuelle ni rougeur.

Ces deux symptômes constitutifs sont susceptibles de varier à l'extrême en intensité ; la douleur peut être plus ou moins forte, plus ou mois persistante ; la tuméfaction, légère dans certains cas, est quelquefois considérable ; il peut y avoir simple gêne, et embarras ou impossibilité absolue des mouvements.

C'est dans ces cas rigoureusement définis, dont la circonstance essentielle est d'être sans fièvre, que les eaux de Luxeuil reçoivent une de leurs plus heureuses applications.

Est-ce à dire qu'elles mettent le malade à l'abri de toute manifestation rhumatismale ultérieure ? Je suis loin de le penser ; mais il suffit que leur intervention mette fin assez promptement à des états morbides qui auraient pu se perpétuer des mois et des années, pour que j'aie cru devoir placer ces états dans la première catégorie ; si les eaux de Luxeuil ne guérissent pas le rhumatisme, elles en font disparaître les effets.

Ces considérations, à propos du rhumatisme articulaire chronique, sont également applicables au rhumatisme musculaire.

Quant au rhumatisme viscéral, il peut affecter tous les organes dont la contexture ou celle de leurs enveloppes contient du tissu fibreux, séreux ou musculaire; ce sont à peu près tous les viscères renfermés dans les cavités splanchniques qui présentent cette circonstance d'organisation.

Ses symptômes ont beaucoup d'analogie avec ceux des phlegmasies chroniques et des névroses, dont ils empruntent l'apparence et les formes, le fonds restant essentiellement rhumatismal, et c'est là bien certainement une cause de fréquentes erreurs de diagnostic. Ces gastrites et ces névroses de l'utérus, de l'intestin, des bronches ou de l'estomac, si tenaces, si rebelles, émanent les trois quarts du temps de la diathèse rhumatismale, que des causes diverses souvent faciles à deviner ont appelée sur ces organes. Aussi n'est-il pas rare de voir les manifestations phlegmasiques, névrosiques et rhumatismales alterner sur le même individu, se succéder, se remplacer, se substituer les unes aux autres.

### MALADIES SCROFULEUSES.

#### 1<sup>re</sup> catégorie.

Engorgement des ganglions lymphatiques.
Ulcères scrofuleux.
Ophthalmie scrofuleuse.
Tumeur blanche des articulations.
Caries de la continuité ou de la contiguité des os.

#### 2<sup>e</sup> catégorie.

Rachitisme.
Mal de Pott.

#### 3<sup>e</sup> catégorie.

Néant.

## CONGESTIONS.

*1re catégorie.*

Congestion cérébrale.

*2e catégorie.*

Apoplexie.
Varices.
Hémorroïdes.

*3e catégorie.*

Néant.

Ce n'est pas à titre de moyen curatif que les eaux minérales peuvent être utilement employées dans la congestion cérébrale; qu'elle soit forte ou faible, cette maladie est de peu de durée, et elle se termine ordinairement en quelques jours.

Mais elle est sujette à se reproduire sur le même individu à des intervalles plus ou moins éloignés, et c'est contre cette éventualité que l'usage des eaux de Luxeuil est d'une incontestable efficacité. A ce point de vue, c'est le préservatif par excellence de méningites chroniques qui n'ont souvent d'autre cause que des congestions fréquemment répétées, peut-être même de l'hémorragie apoplectique.

Il en est de même, sous beaucoup de rapports, dans l'hémorragie cérébrale (attaque d'apoplexie). Ses conséquences anatomiques consistent, comme on sait, en un déchirement de la substance cérébrale produit par l'effort hémorragique, en une certaine quantité de sang épanché et contenu dans la cavité qu'il s'est creusée dans cette substance, sous forme d'un caillot très-variable dans son état suivant l'époque où a eu lieu l'apoplexie, et dans une altération très-variable aussi des parois de cette cavité, qu'on appelle foyer apoplectique.

Presque tous ceux qui n'y succombent pas restent hémiplégiques, exposés à de nouvelles attaques, ou à une encéphalite consécutive.

C'est donc à la fois comme moyen curatif de l'hémiplégie, et préventif de nouvelle sattaques et de l'encéphalite, que les eaux de Luxeuil sont utilisées. Je ne saurais trop en recommander l'usage ; elles procurent aux malades qu'afflige une aussi triste réalité, et que menacent d'aussi graves éventualités, plus de secours que ne peuvent leur en donner toutes les ressources de l'hygiène et de la pharmacie. Les résultats d'une seule saison dépassent de beaucoup ceux qu'on pourrait obtenir en quatre ou cinq années du traitement le mieux suivi.

A quelle époque, à partir du moment de l'attaque, peut-on avec sécurité commencer le traitement par les eaux ? Cette question, à un point de vue général, a été l'objet de graves discussions à la société d'hydrologie ; et comme cela arrive toujours dans les matières importantes et difficiles, il s'est produit des opinions divergentes. Elle ne peut être résolue que par les faits.

J'ai vu et fait pratiquer un très-grand nombre de fois l'emploi des eaux minérales de Luxeuil à des époques très-rapprochées de l'attaque, avec grand avantage, et sans qu'il s'en soit jamais suivi le moindre inconvénient.

Sans prétendre résoudre la question pour d'autres établissements, ni songer le moins du monde à établir une règle générale, je ne craindrais donc pas de conseiller aux hémiplégiques qui voudraient recourir aux eaux de Luxeuil, d'y venir dans la première saison qui suivra l'attaque, à moins de contrindications qui résulteraient de considérations étrangères.

Toutefois il y a lieu de procéder dans leur administration avec la plus grande prudence. Une surveillance active et continue de la part du médecin est indispensable.

## MALADIES CHLOROTIQUES.

### 1re série.

Chlorose.

Anémie accidentelle, par suite d'hémorragie, dans la convalescence des maladies longues.

Anémie chlorotique.

Aménorrhée par suppression accidentelle.

Dysménorrhée.

Menstruation insuffisante.

— excessive.

Accidents de la ménopause (âge critique).

Accidents de la puberté.

### 2e série.

Chlorose.

Anémie chlorotique.

Dysménorrhée.

### 3e série.

### Néant.

Ces divers états morbifiques que j'ai réunis sous le titre de maladies chlorotiques, et qui devraient être autrement groupés dans une classification nosologique méthodique, sont tous traités avec le plus grand succès par les eaux de Luxeuil, tant ferrugineuses que chlorurées sodiques.

N'écrivant pas exclusivement pour un public scientifique, je sens que je dois m'interdire cette liberté illimitée de langage et d'expression dont j'aurais besoin pour exposer clairement les nombreuses considérations qui se rattachent à ces divers états ; je tâcherai pourtant, le plus discrètement possible, d'en faire deviner quelques-unes.

Nous vivons au milieu des prodiges de la vapeur et de l'électricité ; les chemins de fer et la télégraphie ont presque supprimé l'espace, et l'intelligence de l'homme a pu asservir les forces de la nature inorganique pour l'accomplissement prompt et rapide de ses désirs et de ses volontés.

Mais les forces de la nature vivante n'ont pas subi la même domination ; elles conservent toute leur omnipotence, et aujourd'hui, comme il y a cent ans, comme toujours, certaines fonctions de l'économie, en vertu de lois primordiales, ne s'accomplissent qu'à un certain âge et jusqu'à un certain âge : les actes physiologiques qui les constituent ont lieu spontanément, sans incitation extérieure, et par des organes spéciaux, lorsque, sous la seule influence des forces vitales, ces organes sont arrivés à un point d'évolution, et le système humain tout entier à un point de développement qui rendent ces fonctions utiles et possibles. La même influence, s'exerçant en sens inverse, préside à leur cessation.

Or est-il bien sage de vouloir aller plus vite que la nature, de chercher à lui faire devancer son heure en lui demandant à douze ans ce qu'elle n'accorde qu'à quinze, et d'employer dans ce but des moyens plus ou moins actifs, que leur usage prématuré rend toujours dangereux ? Physiquement et moralement, l'impatience de quelques mères a autant d'inconvénients que l'incurie de quelques autres.

Il n'est guère plus raisonnable de vouloir prolonger la durée d'une fonction dont le terme naturel est arrivé, ou de prétendre y suppléer par des moyens artificiels ; cela ne peut avoir lieu qu'au détriment d'un organe dont les aptitudes sont éteintes, et de toute l'économie rentrée dans des conditions qui n'ont plus besoin de son fonctionnement.

La transition qui s'accomplit aux époques de la puberté et de l'âge critique est un fait physiologique, et par conséquent innocent en lui-même de tous les troubles de santé qu'on lui attribue, et que des statistiques très-autorisées démontrent ne pas être plus fréquents à ces époques de la vie qu'à toute autre ; l'inquiétude et les préoccupations dont il est l'objet sont donc au moins exagérées.

.Les sécrétions et les excrétions qui sont le produit d'un grand nombre de fonctions organiques, identiques dans leur nature chez tous les individus, ne le sont pas chez tous dans leur abondance, et fort heureusement ; car si l'économie perdait plus qu'elle ne reçoit, il n'y aurait plus d'équilibre dans son budget.

Il y a une moyenne normale pour toutes les évacuations, périodiques ou non, qui n'est pas la même pour tous les individus ; elle varie selon l'âge, le tempérament, le genre de vie, parce que ces diverses circonstances favorisent plus ou moins la formation de l'élément des évacuations, soit en fournissant des matériaux plus abondants, soit en activant la vitalité de l'organe sécréteur. Une hémorragie périodique très-abondante, lorsque l'hématose est en défaut, serait aussi nuisible que si elle l'était peu dans des conditions opposées.

On ne doit donc accuser ni cette abondance, ni cette rareté, lorsqu'elles sont relativement normales, de tous les dérangements de santé concomitants et imputables à d'autres causes.

Quoi qu'il en soit de ces considérations auxquelles je viens de consacrer quelques lignes à l'occasion des états morbides que j'ai désignés sous le titre de maladies chlorotiques, il y a souvent déviation de l'état normal, et quelquefois par notre faute, dans la fonction à laquelle ils se rapportent ; et comme les causes de cette déviation ne peuvent émaner que de l'innervation ou de la circulation, les eaux thermales et minérales de Luxeuil s'offrent tout de suite à la pensée comme un de ces grands moyens qui triomphent sûrement de cette double anormalité, puisque, à la fois thermales et ferrugineuses, elles sont douées de propriétés correspondantes aux deux indications qui peuvent être à remplir.

Au reste, cette conception théorique est pleinement justifiée par l'expérience. Leur supériorité, dans ces cas, sur tous les

agents pharmaceutiques est si bien établie, qu'elle est pour ainsi
dire de notoriété publique.

## PRÉDISPOSITIONS MORBIDES, INNÉES OU ACQUISES.

### 1re catégorie.
### Néant.

### 2e catégorie.

Lymphatisme.
Irritabilité nerveuse.
Pléthore sanguine.

### 3e catégorie.
### Néant.

Les tempéraments sont le résultat de la prédominance d'un ou
de plusieurs des appareils organiques dont l'ensemble compose
l'économie animale; ils en expriment les variétés dans l'unité.
Anatomiquement et physiologiquement ils représentent, pour me
servir d'une comparaison empruntée aux arts mécaniques, les
diverses nuances de l'outillage et de l'exercice de la vie. Leur
raison d'être est dans des lois qui nous sont inconnues; et, sans
être l'attribut exclusif de l'espèce humaine, ils sont tellement
dans sa nature et dans son essence qu'il n'est pas un individu
qui n'en offre des traits plus ou moins accentués.

Leurs aptitudes à accomplir les divers phénomènes de l'existence
sont égales; car s'ils prédisposent les uns plus que les autres à
certaines maladies, ils prédisposent moins à certaines autres,
d'où résulte finalement une exacte compensation.

Mais il peut arriver, et il arrive en effet, que cette prédominance devenue excessive franchisse les limites de l'état normal,
et constitue un état pathologique. Alors le tempérament lympha-
tique prend le nom de lymphatisme, le nerveux celui de névro-

pathisme, le sanguin celui de pléthore Il est facile de se rendre compte de l'importance morbide de telles exagérations et du nombre infini de maladies dont elles peuvent devenir la source. Je ne crois pas trop dire en affirmant qu'elles sont la cause prédisposante et souvent efficiente des trois quarts des maladies chroniques.

Une hygiène appropriée et les eaux minérales ont seules le pouvoir d'atténuer d'aussi puissantes causes de maladie. Elles ne peuvent pas refaire un tempérament, elles peuvent le modifier.

L'usage de celles de Luxeuil, par la variété de leur composition et de leur thermalité, offre ici de précieuses ressources dans cette œuvre de salutaire modification. Sous leur influence, la pléthore diminue, la sensibilité et la contractilité se régularisent, et le lymphatisme, sans perdre son caractère constitutionnel, se rapproche des conditions normales du tempérament dont il n'est que l'exagération. Ainsi se trouve favorisé le retour de l'équilibre dans les diverses fonctions, et le rétablissement de cette harmonie, de ce *consensus* de toutes ses parties vers un but final, sans lequel la santé ne saurait exister.

## AUGMENTATION OU ALTÉRATION DES SÉCRÉTIONS.

### 1<sup>re</sup> catégorie.

Diarrhée catarrhale.
Diabète sucré.
Ictère (jaunisse).

### 2<sup>e</sup> catégorie.

Leucorrhée.
Catarrhe de vessie.
Gravelle.

### 3<sup>e</sup> catégorie.

Néant.

### MALADIES SCORBUTIQUES.

#### *1ro catégorie.*

Scorbut à la première période.
Pourpre hémorragique.

#### *2e catégorie.*

Néant.

#### *3e catégorie.*

Néant.

### MALADIES CHIRURGICALES.

#### *1re catégorie.*

Entorse.
Anciennes blessures.

#### *2e catégorie.*

Ankylose incomplète.
Anciennes blessures.

#### *3e catégorie.*

Néant.

### VICES DE NUTRITION.

#### *1re catégorie.*

Convalescence des longues maladies.
Atrophie sans lésion organique ni obstacle à la circulation.

#### *2e catégorie.*

Néant.

#### *3e catégorie.*

Atrophie par lésion organique.
Paralysie musculaire progressive.

Voilà le tableau des principales maladies que j'ai traitées et vu traiter aux eaux de Luxeuil. Mon but sera rempli si son exactitude et sa sincérité le recommandent à ceux qu'affligent des maladies chroniques, comme un guide sûr pour leurs déterminations. Alors mes renseignements auront été profitables non-seulement à l'établissement, en y appelant les malades, mais plus encore à ces derniers, qui y retrouveront la santé.

Il n'entre pas dans mes intentions de dire ce qu'on sait du mode d'action des eaux minérales ; je craindrais de me laisser entraîner à en dire ce qu'on ne sait pas, cette question ayant été avec plus ou moins de bonheur abordée par tout le monde, par moi (1) comme par d'autres, et n'ayant été complétement résolue par personne. Je me contenterai de donner ici l'analyse faite en dernier lieu par M. le docteur Leconte, sous les auspices de la Société d'hydrologie médicale, de l'eau des diverses sources utilisées à l'établissement thermal de Luxeuil, avec l'indication de leur température.

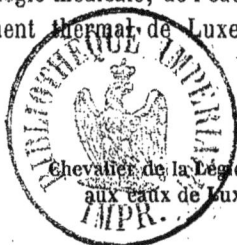

ALIÈS,

Chevalier de la Légion-d'Honneur, médecin consultant aux eaux de Luxeuil.

(1) *Etudes sur les Eaux minérales en général, et sur celles de Luxeuil en particulier*, etc., par B. Aliès, docteur en médecine. Paris, 1850.

## TABLEAU indiquant les quantités des différentes substances contenues dans 1 litre d'eau des sources de Luxeuil.

| | SOURCE centrale ou sud des Bénédictins. Tempér. 40° | SOURCE latérale ou nord des Bénédictins. Tempér. 37°2 | SOURCE du bain des Dames. Tempér. 42°4 | SOURCE ou gélatineuse du bain des Fleurs. Tempér. 37°6 | SOURCE cuss du bain des Fleurs. Tempér. 32°8 | SOURCE du Bain gradué, mélange des trois chaudes. Tempér. 40°3 | SOURCE n° 1 du Bain gradué, moins chaude. Tempér. 36° | SOURCE du Grand-Bain, eau du réservoir. Tempér. 51°5 | SOURCE des Cuvettes. Tempér. 39°8 | SOURCE du bain des Capucins, mélange des trois chaudes. Tempér. 38°9 | SOURCE sud du bain des Capucins. Tempér. 34°0 | SOURCE ou fontaine d'Hygie. Tempér. 29°8 | SOURCE de Labiénus. Tempér. 34°0 | SOURCE ferrugineuse du Temple. Tempér. 19°6 | SOURCE ferrugineuse du Puits romain. Tempér. 27°0 |
|---|---|---|---|---|---|---|---|---|---|---|---|---|---|---|---|
| | gr. | gr. | gr. | gr. | gr. | gr. | gr. | gr. | gr. | gr. | gr. | gr. | gr. | gr. | gr. |
| Sesquicarbonate de potasse.. | 0,03084 | 0,01718 | 0,04350 | 0,02021 | 0,01883 | 0,02365 | 0,01718 | 0,02707 | 0,02532 | 0,02626 | 0,01773 | 0,00980 | 0,01476 | 0,01551 | 0,01909 |
| Chlorure de potassium..... | 0,01861 | 0,01428 | 0,02589 | 0,05115 | 0,00427 | 0,02131 | » | 0,04340 | 0,00350 | » | » | 0,00644 | 0,01221 | » | » |
| Sesquicarbonate de soude.. | » | » | » | » | » | » | 0,00114 | » | » | 0,00171 | 0,00286 | » | » | » | » |
| Sulfate de soude......... | 0,10206 | 0,16692 | 0,13716 | 0,14427 | 0,07943 | 0,15464 | 0,08872 | 0,10466 | 0,10032 | 0,10766 | 0,10212 | 0,02431 | 0,05029 | 0,10826 | 0,06865 |
| Chlorure de sodium..... | 0,72957 | 0,71074 | 0,72833 | 0,73042 | 0,43031 | 0,70552 | 0,34041 | 0,66050 | 0,57168 | 0,54540 | 0,30750 | 0,12185 | 0,18721 | 0,11122 | 0,23596 |
| Chlorure de calcium..... | » | » | » | » | » | » | » | » | » | » | » | » | » | 0,02470 | » |
| Chlorure de magnésium.... | » | » | » | » | » | » | » | » | » | » | » | » | 0,00426 | 0,02230 | » |
| Carbonate de chaux...... | 0,04421 | 0,05024 | 0,03859 | 0,03278 | 0,03223 | 0,03655 | 0,03317 | 0,05670 | 0,05336 | 0,04981 | 0,02127 | 0,04291 | 0,04180 | 0,15489 | 0,04611 |
| Carbonate de magnésie .... | 0,00215 | 0,00081 | 0,00215 | 0,00410 | 0,00287 | 0,00198 | 0,00225 | 0,00417 | 0,00323 | 0,00337 | 0,00222 | 0,01197 | 0,00895 | 0,02428 | 0,00990 |
| Fluorure de calcium........ | ...... | ...... | ...... | ...... | ...... | ...... | ...... | ...... | ...... | ...... | ...... | ...... | ...... | 0,00359 | 0,00249 |
| Alumine.... | | | | | | | | | | | | | | 0,00479 | |
| Oxyde rouge de manganèse. | 0,01145 | 0,00821 | 0,01385 | 0,01486 | 0,00157 | 0,01374 | 0,00461 | 0,00838 | 0,00299 | 0,00092 | 0,01118 | 0,00199 | 0,00501 | 0,01220 | 0,00499 |
| Sesquioxyde de fer........ | » | » | » | » | » | » | » | » | » | » | » | » | » | 0,02500 | 0,00930 |
| Acide silicique............ | 0,08649 | 0,08267 | 0,05810 | 0,07982 | 0,05024 | 0,07663 | 0,05007 | 0,11371 | 0,06832 | 0,07522 | 0,05404 | 0,03020 | 0,04000 | 0,03120 | 0,04100 |
| Matières organiques ...... | 0,03019 | 0,02590 | 0,02589 | 0,01673 | 0,00873 | 0,02286 | 0,01615 | 0,02539 | 0,01622 | 0,02464 | 0,02137 | 0,00444 | 0,01140 | 0,00405 | 0,00911 |
| Iode..................... | tr.tr.faib. | tr.tr.faib. | tr.tr.faib. | tr.tr.faib. | tr.tr.faib. | tr.tr.faib. | tr.tr.faib. | tr.tr.faib. | tr.tr.faib. | tr.tr.faib. | tr.tr.faib. | tr.tr.faib. | tr.tr.faib. | tr.tr.faib. | tr.tr.faib. |
| Arsenic.................. | id. | id. | id. | id. | id. | id. | id. | id. | id. | id. | id. | id. | id. | id. | id. |
| Perte résultant des calculs.. | 0,00003 | 0,00005 | » | 0,00002 | 0,00002 | 0,00002 | » | 0,00002 | 0,00006 | 0,00002 | 0,00001 | 0,00003 | 0,00011 | 0,00001 | 0,00001 |
| Total des matières solides.. | 1,14560 | 1,00500 | 1,10846 | 1,10100 | 0,62800 | 1,05600 | 0,56060 | 1,10460 | 0,85400 | 0,84040 | 0,54040 | 0,25100 | 0,37000 | 0,54200 | 0,44060 |
| Eau.... | 998,85443 | 998,99500 | 998,89160 | 998,89900 | 999,37200 | 998,94312 | 999,44000 | 998,89600 | 999,14100 | 999,15800 | 999,45900 | 999,74300 | 999,62400 | 999,45800 | 999,55940 |
| Gaz — oxygène........... | c.c. 0,32 | c.c. 0,85 | c.c. 2,26 | non déter. | non détér. | non déter. | c.c. 0,56 | c.c. 0,54 | c.c. 1,70 | 2,98 | non déter. | c.c. 4,86 | non détér. | c.c. » | c.c. 0,42 |
| Gaz — acide carbonique..... | 4,44 | 3,40 | 7,54 | id. | id. | id. | 5,94 | 4,86 | 5,10 | 14,04 | id. | 12,41 | id. | 25,95 | 30,58 |
| Gaz — azote............. | 20,84 | 16,09 | 25,66 | id. | id. | id. | 19,44 | 14,05 | 15,31 | 18,30 | id. | 14,24 | id. | 17,45 | 9,42 |

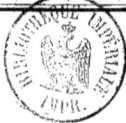

35

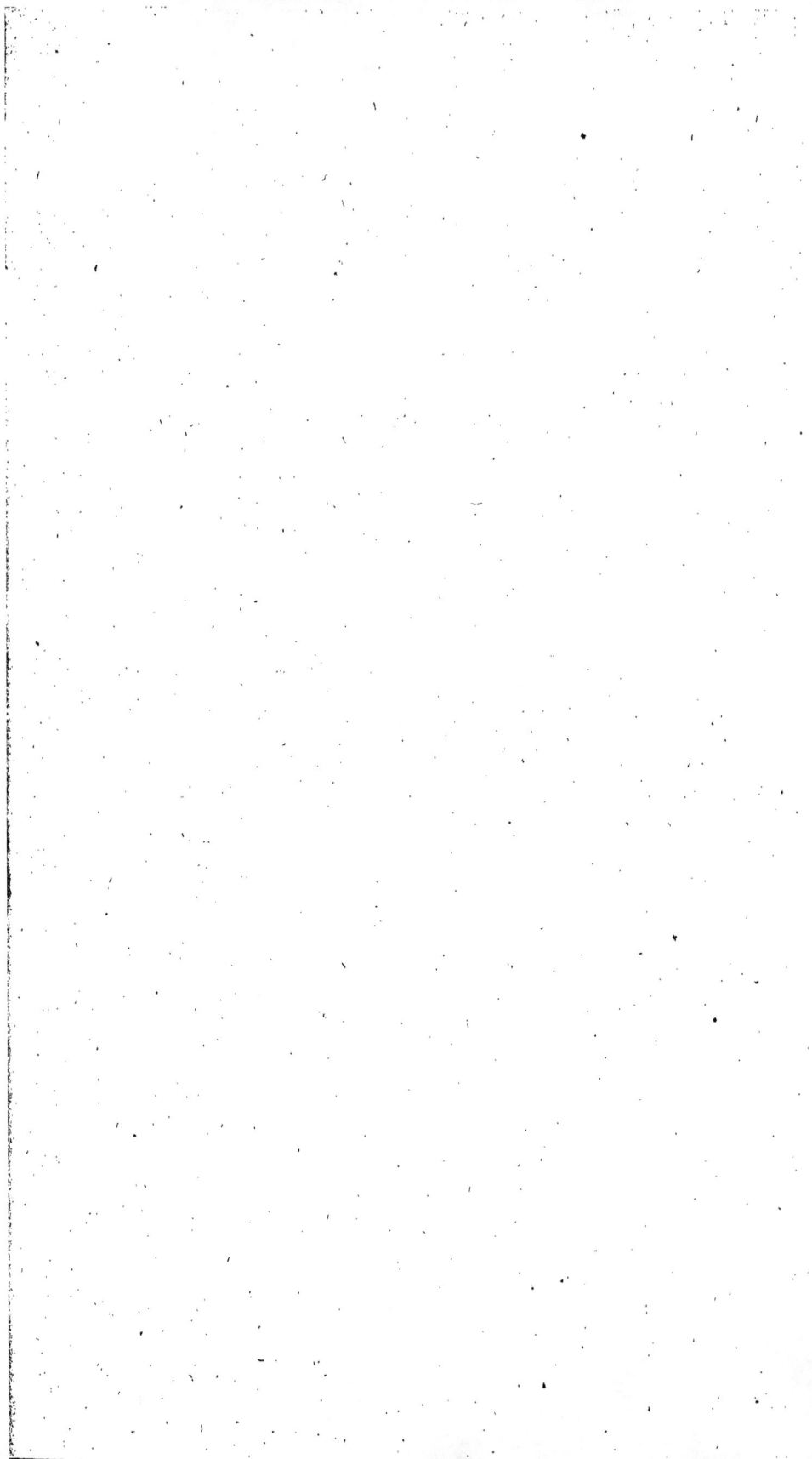

www.ingramcontent.com/pod-product-compliance
Lightning Source LLC
Chambersburg PA
CBHW060505210326
41520CB00015B/4109